DES DÉNOMINATIONS

EN

MATIÈRE PHARMACEUTIQUE

NOTES

PAR LÉON THOMAS, PHARMACIEN

DE L'ÉCOLE DE ROUEN

1er Prix de Pharmacie, Chimie, Botanique, Histoire naturelle

PREMIER FASCICULE. — PRIX : 1 FR.

SE TROUVE :

A PARIS
À la Pharmacie centrale
7, rue de Jouy.

CHEZ L'AUTEUR
A Longpré-les-Corps-Saints
(Somme)

1885

DES DÉNOMINATIONS

EN MATIÈRE PHARMACEUTIQUE

DES DÉNOMINATIONS

EN

MATIÈRE PHARMACEUTIQUE

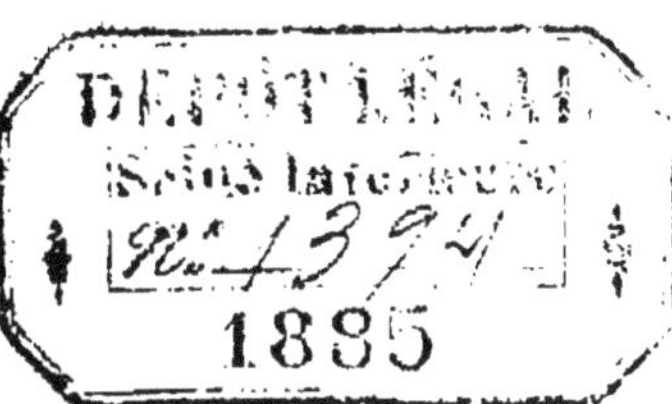

NOTES

PAR LÉON THOMAS, PHARMACIEN

DE L'ÉCOLE DE ROUEN

1er Prix de Pharmacie, Chimie, Botanique, Histoire naturelle

PREMIER FASCICULE

SE TROUVE :

A PARIS
A la Pharmacie centrale
7, rue de Jouy.

CHEZ L'AUTEUR
A Longpré-les-Corps-Saints
(Somme)

1885

A M. l'abbé VACANDAR,

docteur en théologie,

aumônier du Lycée Corneille de Rouen

membre de l'Académie de Rouen

Hommage de fidèle et reconnaissante

amitié.

LÉON THOMAS.

1er juin 1885. Longpré-les-Corps-Saints (Somme).

AVANT-PROPOS

Ces quelques notes, réunies en un premier fascicule, sont publiées à l'intention des élèves en cours de stage.

L'examen qui termine ce stage, en ouvrant au candidat les portes de l'Ecole, tend à devenir de plus en plus sérieux, et les questions simples, naïves même du temps passé feront bientôt un demi-pharmacien de l'élève reçu.

C'est pour prémunir ces futurs candidats contre certaines erreurs, dont plusieurs très fâcheuses, et qui consistent à dénaturer les mots réels et les termes véritables de substances ou de phénomènes, que j'offre ce petit résumé dont je ne veux point, du reste, exagérer l'indispensabilité.

Au travailleur de rechercher plus loin et de contrôler par lui-même ce simple choix d'expressions, dont quelques-unes sont aussi répandues dans le monde populaire que dans le monde pharmaceutique.

Je sais bien que le travail des cours laisse parfois bien indécis.

Quand on entend, par exemple, un professeur de pharmacie vous dire que l'iode n'agit que par absorption par les voies respiratoires, ou bien que l'oxygène est amer ; quand on l'entend exposer que cet oxygène *amer* agissant sur les papilles de la langue est la cause du premier cri des nouveau-nés ! on peut être hésitant et ne point admettre les théories d'il y a cinquante ans.

Mon but est donc d'attirer l'attention sur les idées erronées qui ont dicté une foule d'inconséquences semblables ; la science change de forme tout en restant même de fonds ; il n'en est pas moins fâcheux qu'un terme impropre passé dans les habitudes et auquel on n'a point réfléchi vous fasse, gracieusement du reste, remettre à six mois dans les examens.

DES DÉNOMINATIONS

EN

MATIÈRE PHARMACEUTIQUE

Acide salicylique.

$C^{14}H^{6}O^{6}$ ou $C^{7}H^{6}O^{3}$

Sans entrer dans des explications qui ne seraient point comprises par des élèves qui n'ont pas suivi de cours, qu'il me suffise de dire que le produit dénommé *acide salicylique* n'est point un acide ; c'est un *aldéhyde-phénol*.

Aux étudiants de souligner ce mot impropre pour ne point s'exposer à de fâcheuses erreurs devant le jury d'examen.

Amiante, laine fossile.

N'a aucun rapport, comme composition, avec la laine qui est un produit animal.

L'amiante est un silicate double de chaux et de magnésie dont la propriété la plus remarquable est l'incombustibilité.

C'est un produit complètement minéral qui n'a aucun rapport avec le charbon de terre, par exemple.

Baies de genièvre.

Juniperus communis, *L.* (Conifères).

Le qualificatif de *baies* donné au fruit du genévrier est aussi fâcheux que celui de *gousse* donné à l'ail et à la vanille.

Les baies sont des fruits indéhiscents charnus dont les graines sont contenues dans une masse pulpeuse, comme le fruit du groseiller (*Ribes ribrum*, *L.* Grossulariées), des Tomates (*Lycopersicon esculentum*, Solanées) etc.

Les Conifères ont, tous, des cônes comme fruits ; ces cônes, constitués par des fleurs femelles disposées en épi transformé en fruit agrégé par la fructification, portent aussi dans certains cas le nom de Galbules ou Strobiles.

Les prétendues baies de genièvre en sont les cônes dont les écailles, au nombre de trois, sont devenus charnues et se sont soudées ensemble pour former même un fruit spécial nommé *Malacône* (mot à mot = cône épais).

Il est facile de le constater en ouvrant un fruit de genévrier ; on verra qu'il y a loin de sa constitution à celle du fruit du *ribes nigrum* (Cassis), par exemple.

Baume de copahu.

On définit *Baume* (naturel bien entendu), tout produit exsudant de certaines parties de plantes et contenant comme composition chimique : de la résine, de l'acide benzoïque ou cinnamique et des principes volatils spéciaux.

Le baume de Tolu, le baume du Pérou, le Styrax sont dans ce cas.

Les produits naturels résinifères qui ne contiennent point d'acide benzoïque ne sont que des térébenthines ou oléo-résines.

Dans cette catégorie se trouvent le baume de Copahu, le baume de la Mecque, le baume du Canada, les Térébenthines, etc.

Le baume de Copahu est une oléo-résine et non pas un baume, nom qui lui a été donné avant que l'analyse moderne n'en ait démontré l'inexactitude.

Le mieux serait de dire tout simplement du *Copahu* et le définir une *térébenthine* ; bornons-nous à en recommander l'étude et la remarque approfondie au cours de matière médicale.

Bicarbonate de Soude naturel.

C'est à tort que l'on dénomme ainsi le carbonate naturel exporté d'Egypte ou des Indes, qui est un sesqui-carbonate contenant alors deux parties de soude pour trois d'acide carbonique. C'est le natron.

Blanc de Baleine.

Interrogez n'importe quel pharmacien sur le contenu de son bocal à blanc de baleine. « Çà ? dira-t-il, c'est du *Spermaceti !* » — Pardon, c'est donc du *Sperme* ? » — « Non, pour sûr ! » — « C'est donc le produit d'une baleine ? » — « Pas du tout ! »

Il faut avouer que cette dénomination mérite la prime comme inconséquence. Ce fameux spermaceti, mot à mot, *Sperme de Baleine* et par extension de *Cétacé*, est le produit tenu naturellement en dissolution dans la matière huileuse qui entoure la région crânienne du Cachalot *(Physeter Macrocephalus)*.

Cette matière huileuse nommée *Phocénine*, chaude du vivant de l'animal, laisse déposer par le refroidissement une substance d'un blanc jaunâtre que l'on purifie et à laquelle on enlève l'huile qui pourrait y rester en la traitant par une solution faible de potasse.

On lave ensuite et l'on coule en pains carrés d'une dizaine de kilos.

Des naturalistes doués d'une excessive bonne volonté, frappés du peu de justesse du nom *blanc de baleine*, ont proposé de le changer et ont présenté *Cétine*.

Ce mot ne vaut pas mieux que l'autre, puisqu'il indique la baleine comme source du produit, quand c'est le cachalot qui le fournit.

Le seul mot qui reste juste, c'est *blanc*;

blanc de quoi ? de cachalot, parbleu ! mais allez un peu proposer de changer le Spermaceti de nom ! Le mieux est de protester contre cette violation faite au bon sens et surtout d'en faire ressortir l'ineptie quand un examinateur amènera sur ce sujet.

Le patient sera toujours sûr d'obtenir une bonne note, surtout s'il donne exacts les caractères des cétacés qu'il devra retenir du cours et s'il ne dit point comme ce malheureux soumis à la question par un professeur de Paris, que la baleine est un poisson ! « Un gros poisson ! » appuya l'illustre professeur X*** — « Oh oui, monsieur ! » affirma le futur Purgon auquel cette réponse valut un retard de six mois dans la réception du merveilleux parchemin.

Chlorures, Iodures de mercure, etc.

La dénomination de bi-iodure ou de bichlorure de mercure est mauvaise et met en erreur bon nombre d'élèves qui n'y ont point réfléchi.

Le proto-iodure, de même que le protochlorure, n'est qu'un *sous-sel* et le *bi-sel* ne correspond qu'aux proto-sels des autres métaux.

La formule, du reste, est exacte ; le nom seul ne l'est point.

Proto-iodure qui est un sous-iodure Hg^2I.
Bi-iodure, qui est un protel-sel HgI.
Proto-chlorure, — sous-chlorure Hg^2Cl.
Bi-chlorure, — proto-sel $HgCl$.

De même pour les oxydes de mercure et de cuivre.

Protoxyde de mercure qui est un sous-oxyde Hg^2O.
Bi-oxyde, qui est un proto-sel HgO.
Protoxyde de cuiv., — sous-oxyde Cu^2O.
Bi-oxyde, — proto-sel CuO.

Par contre, le chlorure d'or $AuCl^3$ est un *per-chlorure* et celui de platine $PtCl^2$ un bi-chlorure.

Il importe de ne point oublier les formules ci-dessus ; le cas échéant, toute confusion sera impossible.

Colimaçon borgne, montre-moi tes cornes.

Un auteur naturaliste avait soumis à l'approbation de l'Académie un ouvrage où il dépeignait l'écrevisse : *petit poisson rouge qui marche à reculons.* — Cuvier lui remarqua : *l'écrevisse n'est pas un poisson, elle n'est pas rouge et ne marche point à reculons, à part cela la définition est exacte.*

A celui qui a inventé le dicton : *Colimaçon borgne, montre-moi tes cornes*, on peut dire aussi : *le colimaçon n'est pas borgne, de plus il n'a pas de cornes! à part cela, etc.*

Tous les limaçons terrestres ou marins possèdent des yeux excellents mais très petits, fixés au corps, le long ou à l'extrémité des tentacules qui, au nombre de 2 à 6, ne sont que des organes de tact et non point des cornes. — Elles servent à l'animal pour se guider; ce fait est facile à constater : en approchant un simple brin d'herbe d'un limaçon qui rampe, l'animal changera de direction sitôt que ses tentacules auront heurté ce faible obstacle.

Coquelicots (fleurs de).

Inutile d'insister pour faire remarquer que ce ne sont que des pétales; la fleur complète devant comprendre la capsule et les étamines.

Epis de Blé.

Oh ! les beaux épis de blé ! entend-on dire et dit-on même chaque année.

C'est une faute.

Un épi est une inflorescence dans laquelle les fleurs sont *sessiles*, c'est-à-dire fixées directement sur l'axe primitif, fleurs sans queue, pour me faire comprendre ; tel est le plantain.

Dans le blé *(Triticum sativum,* L.), les fleurs sont pédicellées et l'inflorescence est une *panicule.* Chaque grain fixé sur le chaume est un *épillet* et ce sont ces épillets resserrés entre eux qui ont fait croire à un épi.

Que l'on examine une inflorescence d'avoine et qu'on la compare à celle du blé, c'est identiquement la même chose, à part cela que dans l'avoine la panicule est lâche, c'est-à-dire que les épillets s'écartent un peu de l'axe primaire, tandis que dans le blé ils s'en approchent au point de paraître sessiles.

Les fleurs des graminées sont intéressantes

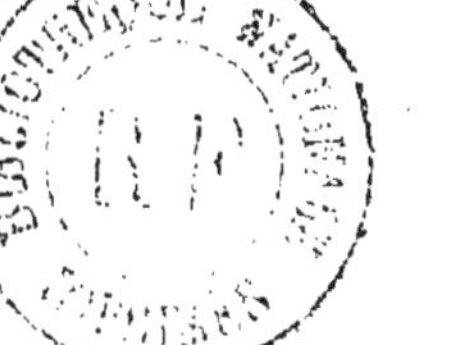

2

à connaître ; on en étudiera les parties toutes importantes à retenir.

Essences végétales.

On comprend sous la dénomination d'*Essences* ou *Huiles essentielles* certains produits odorants tirés de plantes et dont la formule chimique répond à divers corps obtenus synthétiquement en chimie organique.

C'est ainsi que l'essence de citron et l'essence de térébenthine, dont la formule est la même ($C^{20}H^{16}$), font partie des carbures camphéniques ; que l'essence de *cumin* et celle d'*amandes amères* sont des aldéhydes ; celle de *moutarde* un éther ; celle de *gaulteria procumbens* un éther méthil-salicilique, etc., etc.

On devra une étude spéciale aux essences quand le cours y arrivera, car presque toutes les classes de la chimie organique en renferment une ou plusieurs.

Extrait de saturne.

Cette dénomination consacrée par l'usage pour désigner l'*acétate de plomb liquide* est mauvaise ; je la signale simplement. Un extrait est le produit d'évaporation d'un liquide quelconque tenant en dissolution les matières solubles de certaines parties de plantes.

Feuilles de Petit-Houx.

Toute partie de plante qui porte une feuille ou un bourgeon est une tige, conséquemment toute partie qui porte une fleur l'est aussi. Dans plusieurs espèces de plantes les rameaux sont dits *foliacés* et chaque rameau porte à sa base une petite fleur.

Les physiologistes botanistes l'ont avec raison décidé ainsi ; les simili-feuilles du Petit-Houx (*ruscus aculeatus*, L.) ne sont point des feuilles piquantes comme dans le Houx (*Viburnum Lantana*, L.), mais bien des rameaux à piquants nommés *cladodes*.

Il importe qu'on ne l'oublie point.

Feuilles radicales.

Cela veut dire feuilles fixées sur la racine, ce qui n'est point.

Comme je le disais précédemment, toute

partie de plante qui est foliifère est une tige. Dans le cas des feuilles basilaires, la tige est souterraine et se nomme *rhyzôme*. — On dit maintenant (ce qui est juste) *feuilles basilaires* pour indiquer qu'elles partent de la base des plantes.

Fleurs de Houblon.

Il est indispensable de signaler le produit pharmaceutique nommé *fleurs de houblon* (*Humulus Lupulus*, L.).

Ce produit est un assemblage de fleurs et non une fleur unique ; les fleurs femelles qui le composent sont situées à l'aisselle d'écailles imbriquées dont la réunion forme *un cône*.

Ce sont donc des *fleurs agrégées* dont on étudiera la disposition.

Fleurs de Tilleul.

Les fleurs de tilleul employées en pharmacie seraient refusées du client si elles n'étaient constituées que par elles-mêmes.

Ce produit, outre la fleur normale, comprend une feuille modifiée nommée *bractée*, feuille qui recevrait le nom de *spathe* si la fleur en était complètement enveloppée.

Il ne faut donc point admettre exclusivement le nom donné aux *fleurs de tilleul* (*Tilia sylvestris*, L.).

Follicules de Séné.

Un terme impropre donné aux fruits de certains *Cassia* (*Cassia acutifolia séné*), est celui de *follicules*.

Dans le cours d'histoire naturelle, on verra que le fruit des légumineuses, famille à laquelle appartient le séné, est une *gousse* ou *légume*; dire follicule de séné est faire un contre-sens consacré par l'usage.

Le *follicule* se différencie de la *gousse* en ce qu'il ne s'ouvre que d'un côté, que par une *suture*, pour dire le vrai mot, tandis que la *gousse* laisse échapper ses graines par ses deux sutures en écartant ses deux valves.

Les *follicules de séné* doivent donc être nommées *gousses de séné*.

Fraise, fruit du fraisier.

Sans compter les jardiniers, auteurs de traités d'horticulture et qui, dans leurs ouvrages, font étalage de documents botaniques dont ils ne comprennent parfois pas le sens, des pharmacologistes dénomment la fraise : fruit du fraisier.

Les fruits, dans toute espèce de plantes, sont supportés par un organe spécial nommé *réceptacle*. — Quand on mange une framboise, le petit cône blanc allongé que l'on retire pour manger le fruit est un réceptacle *sec*.

Dans la fraise, ce que l'on mange est le réceptacle *charnu* du fraisier et les fruits que supporte ce réceptacle ne sont autres que ces petits grains bruns fixés autour.

Ces fruits qui se détachent par la maturité sont des *akènes* dits *fruits nus* parce que la graine n'est point soudée au péricarpe.

Quand on voudra faire la démonstration de ce qui précède, qu'on examine l'intérieur d'une fraise, c'est en vain qu'on y cherchera des graines et ce serait un tort de dénommer graines ce qui l'entoure ; chaque petit grain sera un fruit et le prétendu fruit du fraisier sera le *réceptacle charnu* ou *carpophore* du *Fragaria vesca*, L.

Gomme-résine d'Euphorbe.

Beaucoup d'ouvrages de pharmacie, à commencer par le Codex, admettent que la résine d'Euphorbe (*Euphorbia resinifera*, Berg) est une gomme-résine. C'est une erreur sur laquelle j'appelle l'attention des étudiants (1).

Les produits végétaux qui transsudent de la tige, des feuilles ou autres parties des plantes se divisent en trois groupes bien distincts :

1° Les *Gommes*, produits solubles dans l'eau et insolubles dans l'alcool ;

2° Les *Gommes-résines*, solubles en partie dans l'eau et dans l'alcool, complètement solubles dans l'alcool aqueux chaud ;

3° Les *Résines*, insolubles dans l'eau, solubles dans l'alcool.

Les caractères sont ainsi nettement tranchés.

L'euphorbe, classée dans les gommes-résines, s'y trouve à tort ; il faudrait presque une classe pour elle. C'est une *céro-résine*,

(1) Ferrand l'indique comme *céro-résine*. (Voir Cauvet).

la gomme ne s'y trouve qu'en petite quantité; elle est cependant soluble en partie dans l'eau, l'alcool et l'éther.

Gousse d'Ail.

Ouvrez n'importe quel ouvrage lexicologique et cherchez-y la signification du mot *gousse*, vous verrez que c'est le fruit spécial des légumineuses; fruit à double déhiscence.

La partie de l'Ail *(Allium sativum,* L.) nommée *gousse* n'est qu'un bulbe écailleux dont les écailles nommées *cailleux* donnent par la germination naissance à des feuilles et à des fleurs.

Il y a loin d'un bulbe à une gousse, et ce dernier nom donné à l'ail est d'autant plus fâcheux que ce n'est même pas un fruit que l'on prétend dénommer; — c'est un bourgeon souterrain rapportable aux *rhyzomes* et qui, dans l'ail pas plus que dans la scille, ne peut avoir le moindre rapport avec une gousse.

On doit dire des *bulbes d'ail*, de même que l'on dit des *bulbes de scille.*

Gousse de Vanille.

Même fausse dénomination que pour la gousse d'ail, seulement dans la vanille (*Vanilla planifolia*, Andr.), c'est le fruit que l'on nomme ainsi.

La Vanille, de la famille des Orchidées, a pour fruit une *capsule* et non une *gousse*, nom qui lui a été donné à cause de sa quasi-ressemblance avec le haricot.

La gousse de Vanille n'est donc qu'une *capsule* aussi bien que le Pavot.

Graines de Citrouille.

La partie de la Citrouille (*Cucurbitus pepo*, DC.), employée parfois en émulsion anthelmintique, est l'amande dont on a enlevé l'enveloppe cornée.

Il est aussi impossible de piler des graines de citrouille que des noyaux de pêches. Il n'y a que lorsque l'amande est à nu que le produit peut être employé ; je signale ce cas sans m'y appesantir.

L'étudiant apprendra et les parties et les noms spéciaux qui composent toute graine et surtout l'amande ; un examinateur peut exiger la dénomination des enveloppes d'amandes, de noyaux, etc.

Iodures de Mercure.

(Voir *Chlorures de Mercure*).

Laine philosophique.

C'est de l'oxyde de zinc (ZnO) obtenu par la voie sèche en calcinant du zinc au contact de l'air. — Ses flocons légers l'ont fait comparer à de la laine ; il ressemble plutôt à du coton, et les anciens alchimistes qui l'ont baptisé *lana* ont ajouté *philosophica* pour lui donner une valeur par laquelle ils ne prétendaient que rehausser la leur.

Ce terme disparaît, du reste, du langage pharmaceutique.

Laine fossile.

(Voir *amiante*).

Macis, fleurs de Muscades.

Je me souviens encore du temps où en essuyant les bocaux je lisais sur les contreétiquettes l'histoire du produit. Ces indications (série Barbot) on ne peut plus commodes et instructives donnent comme synonymie du Macis *fleurs de Muscades*.

Dans le cours d'histoire naturelle on étudiera spécialement les parties de la graine nommées *raphé*, *funicule*, etc.

Dans le Muscadier (*Myristica moschata*, Houtt.), on nomme *Macis* un tégument lacinié qui enveloppe l'ovule et persiste autour de la graine.

Ce n'est donc point une fleur ; ce n'est même pas un arille comme on l'a prétendu, c'est un *faux arille* ou *arillode* que l'on détache de l'amande dont il possède, du reste, toutes les propriétés.

Mollusques acéphales.

Sous prétexte que la tête n'est point aussi distincte que dans les autres ordres, on a cru devoir appeler les huîtres, etc., *mollusques acéphales*. — Acéphales qui veut dire *sans tête* est un mauvais mot ; je le signale simplement.

Mouches d'Espagne, de Milan.

Les Cantharides (*Cantharis vesicatoria*, Geoff.), seuls insectes avec la Cochenille (*Coccus Cacti*, L.), encore employés d'une façon importante, font partie d'un ordre d'insectes nommés *Coléoptères*, et caractérisés par deux paires d'ailes dont celles de dessous sont membraneuses et les autres cornées servant d'étui aux inférieures.

Un autre ordre d'insectes nommés *Diptères* comprend ceux qui sont pourvus seulement d'une paire d'ailes; telles sont les *mouches*.

Sans entrer dans des détails différenciels que l'on étudiera au cours, qu'il me suffise de faire remarquer simplement que les Cantharides ont quatre ailes aussi bien en Espagne qu'en France et que les mouches de l'univers entier n'en ont qu'une paire. C'est donc un mauvais terme de dire *mouches* de Milan ou d'Espagne en parlant des Cantharides, d'autant plus que si ce ne sont point des mouches, ce n'est ni l'Espagne ni l'Italie qui nous les fournissent exclusivement.

Mousses de Corse, d'Islande, etc.

Les Mousses de *Corse*, d'*Islande*, de *mer*, de *Ceylan*, de *Java*, *perlées* indiquent les contrées où on les récolte spécialement ainsi que leur forme, mais ne sont pas plus des *mousses* que les Cantharides ne sont des *mouches*.

Ce sont des *Algues marines* improprement nommées *mousses* à cause de leur ressemblance avec celles-ci.

Les Mousses et les Algues forment en histoire naturelle deux classes distinctes que l'on étudiera comparativement.

Noix de Cyprès.

Les fruits du Cyprès (*Cupressus sempervirens*, L.) ne sont pas plus des *noix* que ceux du Genévrier ne sont des *baies*. — C'est un *cône* globuleux spécialement nommé *strobile* et improprement noix, à cause de sa vague ressemblance avec le fruit du noisetier.

Noix de Galle.

Le nom de *noix* est mauvais ici. On entend par *noix* des fruits à coque osseuse parfois entourée de substance charnue nommée *brou*.

On l'a étendu à des produits qui ne sont même pas fruits, c'est le cas ici.

La *galle du chêne* est produite par la piqûre d'un insecte (*Cynips Gallæ tinctoriæ*) sur le *Quercus lusitania*, Webb.

Sa dénomination lui vient de sa forme se rapportant au fruit du noisetier pour le mot noix et de sa ressemblance avec la gale de l'homme pour l'autre mot.

Le nom de noix n'est pas plus juste pour les noix d'Arec, de Ben, etc.

Noix Muscades

Dans le Muscadier, la partie employée en pharmacie sous le nom de *noix de Muscades* n'en est que l'*amande*.

Noix n'est point exact et l'on doit dire simplement des *muscades*.

Noix Vomique.

Ce n'est point une noix, c'est la semence du *Strychnos nux vomica*, L.

Os de Seiche.

Biscuit de mer.

Produit qui n'est ni os ni biscuit, bien entendu.

C'est une coquille calcaire d'un côté, cornée de l'autre, qui est incluse dans la peau du dos de la *Sepia officinalis*, L. Cette coquille jadis employée en pharmacie ne se vend plus que pour les oiseaux de volière qui s'y aiguisent le bec.

Quelques empiriques en font encore entrer la poudre dans des mélanges dentifrices ; dans cet emploi elle est à rejeter autant que la poudre de corail.

Oxydes de Cuivre, de Mercure.

(Voir Chlorures de Mercure).

Pain de Gruau.

On peut croire que ces petits pains vendus en ville se composent de farine de gruau. Il n'en est rien ; outre que la finesse de la pâte y perdrait ainsi que le goût, la digestion en serait plus pénible.

La farine du *pain de gruau* n'est que de la fine fleur de froment (*Triticum sativum*, Lamk.), rien donc de surprenant que ces petits pains dont on fait surtout à Rouen une si grande consommation, aient cette blancheur de pâte et cette finesse de goût.

Pieds d'Artichaut.

Que mange-t-on quand on sert des artichauts ? (*Cynara Scolymus*, L.).

Sont-ce des fruits ?

Le fameux *filius ante patrem* serait devancé de loin ; car, si dans cette plante les fleurs viennent avant les feuilles, dans l'artichaut le fruit viendrait avant la fleur !

Sont-ce des pieds ?

Encore moins que des fruits, n'y ayant aucune plante qui pousse la tête en bas.

Sont-ce des feuilles ?

Pourtant on en reprend à table quand on n'a plus que quelques feuilles dans son assiette !

Non, rien de tout cela ; ce qui se mange dans l'artichaut ne sont que les écailles des capitules et le *pied* n'en est que le *réceptacle charnu* semblable comme fonctions à celui du fraisier.

Le *foin* que l'on met de côté constitue l'inflorescence; ce sont toutes petites fleurs qui paraîtront dans leur belle couleur azurée quand les écailles de la plante se seront desséchées.

Ce que l'on mange dans le *Cynara Scolymus* n'est donc qu'une inflorescence dont les fleurs ne sont pas encore épanouies.

Piqûres de Vipères, de Sangsues.

Qui de nous, en voyant quelqu'un mordre à belles dents dans un morceau de pain, aurait jamais l'idée d'exprimer cet acte en disant :

« Cette personne pique son pain ! »

Et cependant que de gens, que de pharmaciens même vous parleront de la piqûre de la vipère (*Vipera Berus*, Daub.) ou vous donneront de l'amadou pour étancher le sang d'une *piqûre* de Sangsue *(Hirudo medicinalis*, L.*)* !

Les anciens, gens sages, il est vrai, mais naïfs au possible, avaient trouvé bon de dire *piqûre de vipère* pour cette bonne raison qu'ils dénommaient la langue fourchue ou bifide : son *dard*; or, un dard pique.

Malheureusement le fameux dard des Ophidiens n'est qu'une langue bien inoffensive et les Vipères pas plus que nous, ne piquent en mettant leurs dents dans une substance quelconque, elles mordent et voilà tout.

L'on doit donc dire : la morsure de la Vipère.

*
* *

A plus forte raison pour la Sangsue pourvue de trois mâchoires agrémentées chacune de soixante-dix dents environ. L'écoulement du sang s'opère par le va-et-vient de ces mâchoires qui coupent, scient à proprement dire l'épiderme jusqu'aux vaisseaux sanguins, où, quand elle y est parvenue, la Sangsue fait le vide avec sa ventouse orale.

Rien là-dedans qui autorise à suivre les errements de l'usage, et le vrai terme, comme pour les Ophidiens, sera la *morsure de la Sangsue.*

Racines de Chiendent, Fraisier, etc.

Il n'est point permis d'ignorer que toute partie de plantes qui porte des feuilles est une tige, c'est entendu.

Dans deux plantes seules de tout le règne

végétal les boutons foliifères sont fixés sur la racine. — Deux plantes seulement! c'est facile à retenir; ce sont les genres *Mæonia* et *Paullinia.*

Dans toutes les autres, et il y en a, les feuilles qui semblent partir de la racine sont fixées sur tige souterraine nommée *rhizôme* ou bien à l'endroit de l'axe nommé *souche.*

La souche est la partie d'une plante comprise entre les divisions de la racine et le *collet*, partie conventionnellement située à l'endroit médian de la tige aérienne et de la tige souterraine.

Par extension de langage, et à tort bien entendu, on appelle en pharmacie racines bien des *rhizômes* ou *souches.*

Dans le cas des rhizômes sont les *racines* de : Acore (*Acorus Calamus*, L.); Arnica (*Arnica montana*, L.); Asperge (*Asparagus officinalis*, L.); Aunée (*Inula Helenium*, L.); Bistorte (*Polygonum Bistorta*, L.); Canne de Provence (*Arundo Donax*, L.); Chiendent (*Triticum repens*, L.); Curcuma (*Curcuma longa*, L.); Fougère mâle (*Nephrodium Filis-mas*, Sm.); Fraisier (*Fragaria vesca*, L.); Galanga (*Alpinia officinarum*, Hance); Gingembre (*Zingiber officinale*, Rosc.); Iris de Florence (*Iris florentina, germinica*, L.), etc.; Nénuphar (*Nymphæa lutea*, DC.); Podophyllum (*Podophyllum peltatum*, L.); Polypode de Chêne (*Polypodium vulgare*, L.); Réglisse (*Glycyrrhiza glabra*, L.), rhizôme et racine; Sceau de Salomon (*Polygonatum vulgare*, Desf.); Zédoaires (*Curcuma Zedoaria* et *Curcuma aromatica*, Rosc.).

Dans le cas des souches :

Asarum (*Asarum europæum*, L.); Asclépiade (*Vincetoxicum officinale*, Mœnch); Benoite (*Geum urbanum*, L.); Hellébore blanc (*Veratrum album*, L.; Petit-Houx (*Ruscus aculeatus*, L.); Rhubarbe (*Rheum*, divers); Serpentaire de Virginie (*Aristolochia Serpentaria*, L.); Squine (*Smilax China*, L.); Tormentille (*Potentilla tormentilla*, DC.).

On voit qu'il y a une collection de fausses dénominations dans cette partie de la matière médicale.

Racine de Cynoglosse.

(*Cynoglossum officinale*, L.)

C'est l'*écorce* de la racine que l'on emploie sous le nom de racine.

Racine de Grenadier.

(*Punica Granatum*, L.)

Comme pour le sujet précédent on emploie sous ce nom l'*écorce* de la racine.

Savon Végétal.

Ce n'est qu'un mélange de gomme et de carbonate de potasse.

Un savon est le résultat obtenu en saponifiant un corps gras quelconque par un alcali; or, la gomme n'est point un corps gras, loin de là.

Le terme *Savon végétal* est donc un contre sens.

Stigmates de Maïs.

La partie de Maïs (*Zea Maïs*, L.) employée en pharmacie est mal dénommée par le terme *Stigmates de Maïs.*

Dans les Graminées, famille à laquelle appartient le Maïs, les stigmates sont au nombre de deux ou trois le plus communément. — Il serait pénible de récolter ces stigmates pour approvisionner les officines, aussi enlève-t-on tout ce qui surmonte l'ovaire, et les *styles* filiformes très longs avec les stigmates constituent le produit.

Il ne s'agit donc que de bien différencier ces deux parties d'organes et ne point admettre dans son sens absolu la dénomination donnée aux Stigmates de Maïs.

Yeux d'écrevisses.

N'ont aucun rapport avec l'organe de la vision, bien entendu.

Ce sont des concrétions calcaires identiques aux carbonates et phosphates de chaux et qui se forment dans l'estomac de l'Ecrevisse (*Astacus fluviatilis*, Fabr.) au moment de la mue.

Ils contiennent, de même que le test, une matière qui rougit par l'ébullition dans l'eau.

Cette matière colorante a été étudiée et isolée par MM. Valencienne et Frémy, mais ils ne lui ont point assigné, si mes souvenirs sont exacts, d'appellation particulière.

TABLE DES MATIÈRES

Rouen. — Imp. Léon Deshays, rue des Carmes, 58

www.ingramcontent.com/pod-product-compliance
Ingram Content Group UK Ltd.
Pitfield, Milton Keynes, MK11 3LW, UK
UKHW020416220726
13923UKWH00004B/1992